RAPPORT

SUR LA

COLLECTION DES EAUX MINÉRALES

DE LA SAVOIE

Pour l'Exposition universelle de Paris, en 1855

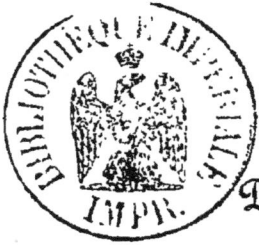

Par M. Charles Calloud

PHARMACIEN

Lu a la Société Médicale de Chambéry, dans sa séance du 2 février 1855.

CHAMBÉRY

IMPRIMERIE DE PUTHOD FILS, AU VERNEY

1855

RAPPORT

━━◦ ୨◌◌୧ ◦━━

Messieurs et honorés collègues,

Chargé par la Commission des eaux minérales d'opérer la collection de toutes les eaux minérales naturelles de la Savoie, je viens rendre compte à la Société des moyens qui ont été employés pour en assurer la fidèle provenance, du nombre des échantillons parvenus et du classement qu'il a été jugé convenable d'en faire pour l'exposition, classement basé sur la nature chimique respective de chacune de ces eaux.

Dans sa première réunion, la Commission arrêtait de s'adresser, pour la fidélité d'origine de ces eaux, soit aux correspondants que la Société a l'honneur de posséder dans les différentes provinces, soit à des hommes honorablement connus par leur caractère et leur savoir. Il fut aussitôt expédié des lettres de commission, et, par les réponses reçues d'une part, et par les envois qui parvinrent ensuite accompagnés de documents étendus, on eut bientôt la preuve du zèle, du dévouement et de la bienveillante participation de tous ces correspondants aux vues de la Société médicale. M. le docteur Rieux nous fit parvenir des eaux d'Évian et d'Amphion ; M. le docteur de Mey, des eaux de Saint-Gervais ; M. Dumont, pharmacien à Bonneville, des eaux du Petit-Bornand, des Ouches et de Chamonix ; M. Pâquier, de Samoëns, par l'entremise de notre collègue le docteur Michaud, des eaux de Samoëns, de Mathonay et de Sixt ; M. le docteur Fleuret, des eaux de la Caille, de Bromines et de Menthon ; M. le docteur Descostes, des eaux de Lorney, de Planchamp et d'Albens ; M. le docteur Laissus et M. l'ingénieur Roche, des eaux de Brides et de Salins ; M. le docteur Mottard, des eaux de l'Échaillon et de Pontamafrey ; M. le docteur Dubouloz, des eaux de Coëse et de Cruet ; M. le docteur Domenget, des eaux de Challes ; M. le docteur Guilland nous fit parvenir toutes les intéressantes eaux du bassin d'Aix ; je fis moi-même le puisage des eaux du bassin de Chambéry, à la Boisse et à la Boisserette ; ce qui comprend une collection de trente échantillons distincts des eaux minérales naturelles de la Savoie. Deux de ces échantillons n'ayant pas offert un degré de minéralisation suffisamment connu, ont été écartés : ce sont les eaux envoyées par M. le docteur Mottard, sous la désignation d'eaux de Pontamafrey, et celles des Ouches, envoyées par M. Dumont.

Tous les autres échantillons désignés ont été conservés dans la collection ; ils sont au nombre de vingt-huit, nombre certainement en dessous de celui de toutes les eaux minérales existantes dans nos contrées ; car il y a peu de localités qui n'aient pas leur source merveilleuse, laquelle reste, à cause de la profusion, ou inconnue ou négligée, et dont les propriétés utiles ne s'établissent que localement, et attendent, pour être au rang de celles des eaux déjà réputées, les bonnes attentions de la science et les faveurs de la renommée.

Les vingt-huit échantillons choisis ont été divisés en trois catégories et placés dans un casier, en présentant les dispositions suivantes : à partir de gauche à droite, dans la première catégorie, les eaux les plus douées en température, et successivement les moins thermales ; et dans les deux catégories des eaux minérales froides, les eaux les plus riches en principes minéralisateurs et les plus réputées ; les rangs se terminent par celles dont la réputation, bien qu'accréditée thérapeutiquement, n'a pas encore été consacrée par une analyse chimique précise.

Tous ces échantillons divers ont été revêtus d'étiquettes portant respectivement une indication succinte du lieu où sourdent les eaux, de leur nature, température, minéralisation détaillée, du poids des éléments minéralisateurs réunis dans mille grammes d'eau, du nom des chimistes qui en ont fait l'analyse, et de leur exploitation ancienne ou récente.

Au premier rang sont disposées les eaux thermales diverses, au nombre de dix. Six d'entre elles sont remarquables par leur température, et possèdent, outre l'intérêt de la minéralisation, toutes les heureuses conditions d'un complet service thermal.

Ce sont, pour les eaux sulfureuses sulfhydriquées d'Aix :

1° Les eaux de la source Alun ou de Saint-Paul, dont la température est de 46° centigrades. Ces eaux sont faiblement sulfureuses à leur sortie du canal naturel de la source, lequel, étant caverneux, permet l'introduction et le séjour de l'air dont l'oxygène transforme le principe libre de sulfuration des eaux. Au lieu appelé *Cul-de-Lampe*, où le canal est rétréci, les eaux accusent 5° au sulfhydromètre. Ce sont les plus chaudes eaux qui desservent les thermes d'Aix ; ce sont elles qui ont été primitivement l'objet de l'attention des Romains, qui s'en servirent pour leurs thermes. La température appropriée de ces eaux et leur faible sulfuration par l'acide sulfhydrique libre, permettaient d'en utiliser les vapeurs dans un local spécial appelé *Vaporarium*, ce qui procurait le double bénéfice d'une tiède atmosphère vaporeuse en bains et en aspirations, système auquel la thérapeutique a encore aujourd'hui recours avec succès.

2° Les eaux de la source Soufre, dont la température est de 44° centigrades, et dont la sulfuration par l'acide sulfhydrique libre marque, au bain, 4° sulfhydrométriques. C'est la plus abondante source d'eaux thermales exploitées qu'on connaisse; elle fournit 12 hectolitres par minute, soit 1,728,000 litres par vingt-quatre heures, quantité énorme qui permet une large exploitation. On estime que, quand tous les travaux de captation et d'aménagement des eaux de la source Saint-Paul seront achevés, les thermes d'Aix auront encore le surcroît d'une égale quantité d'eaux. Pour donner une idée de l'abondance de ces eaux, actuellement réunies, il suffit de dire qu'elles ont pu fournir jusqu'à mille bains ou douches par matinée. Leur minéralisation en principes fixes est légère, comme celle de toutes les eaux thermales sulfureuses; le poids des éléments minéralisateurs réunis dans 1,000 grammes d'eau ne dépasse pas 40 centigrammes; c'est à peu près le double de ceux contenus dans pareille quantité d'eau potable; mais on y remarque une plus grande variété de substances minérales, l'acide sulfhydrique et la matière organique onctueuse des eaux sulfureuses qu'on nomme vaguement *Glairine*, indéfinie dans sa nature et qui n'est appréciée que par son action bienfaisante dans la thérapeutique des eaux.

3° Les eaux salines de l'Échaillon, dont la température est de 45° centigrades; ce sont des eaux salines purgatives; elles sont minéralisées par les sulfates de soude, de magnésie et de chaux, par les chlorures et iodures de sodium et de magnésium; le poids des éléments minéralisateurs est de 8 grammes par 1,000 grammes d'eau. Elles sourdent au bas d'un massif de montagnes où alternent des roches cristallisées, l'anthraxifère, le lias et le jurassique altéré. Ces eaux sont en voie d'exploitation; leur proximité du chef-lieu de la province de Maurienne et de la grande route de France et d'Italie, dont elles sont distantes de moins d'un kilomètre, rendra très facile l'accès de l'établissement thermal qu'une société y fait construire et contribuera beaucoup à leur prospérité.

4° Les eaux salines, sulfureuses, sulfhydratées de Saint-Gervais, dont la température est de 40 à 42° centigrades. Elles réunissent la minéralisation des eaux salines et celle des eaux sulfureuses. L'élément de sulfuration est le sulfure de calcium, qui y figure pour 10 milligrammes par litre d'eau. Le poids des principes minéralisateurs réunis dans 1,000 grammes d'eau est de 5 grammes; le sulfate de soude et le chlorure de sodium y comptent pour plus des deux tiers, le surplus est compris par le chlorure magnésium, le sulfate de potasse, le sulfate de chaux, le bi-carbonate de chaux, l'alumine et l'acide silicique. Ces eaux jaillissent de terrains métamorphiques où se rencontrent le lias, l'anthraxifère et, des roches ignées, près d'un torrent alimenté par un glacier du Mont-Blanc, dans un site des plus remarquables. L'abondance des eaux du torrent, qui roulent bruyamment par chutes puissantes, et l'ombre compacte de beaux massifs de bois de frênes et de sapins ménagent au vallon des thermes de Saint-Gervais une fraîcheur recherchée pendant l'été.

5° Les eaux salées de Salins, près Moûtiers; leur température est de 58° centigrades à la source. Elles sont de toutes les eaux salées thermales connues les plus fortement minéralisées en chlorure de sodium, celles qui se rapprochent le plus du degré de salure des eaux de la mer. Elles laissent bien loin derrière elles, sous le rapport de la richesse de la minéralisation, les eaux si estimées de Balaruc, de Bourbonne-les-Bains, de la Bourboule et de Salces en France. La somme totale des éléments minéralisateurs réunis dans 1,000 grammes d'eau est de 17,50, et le sel marin seul y figure pour 10,22. Elles contiennent des brômures et des iodures en notable proportion. Un pharmacien distingué de Moûtiers, M. Reverdy, dont la perte prématurée laissera de longs regrets, avait reconnu, dans un récent travail, la présence d'une petite quantité de sels de potasse dans les eaux de Salins, ce qui les rapproche de plus en plus de la minéralisation des eaux de la mer. C'est une chose fort intéressante à noter que nous avons dans nos Alpes une source d'eau de mer avec une température thermale.

Ces eaux étaient déjà connues et exploitées par les Centrons avant l'expédition de Jules-César dans les Gaules, et depuis que le pays devint l'apanage de l'ancienne Maison de Savoie, l'extraction du sel de cuisine a été continuée et régularisée. Mais l'établissement thermal ne date que de 1840, époque où le gouvernement du Roi concéda une des deux sources chaudes salées à une société qui y fit construire des bains et une piscine. En 1848, à la suite d'une secousse de tremblement de terre, cette source quitta le canal des bains, et, sans se perdre, déversa dans la source réservée par le gouvernement pour l'extraction du sel. Il s'ensuivait, pour le service thermal, une souffrance que les austères obligations du département des finances prolongeaient, lorsque la sollicitude éclairée de M. le comte de Cavour sur l'utilité et l'avenir de ces thermes spéciaux, vint faire cesser une fâcheuse intermittence. L'établissement regagna, par les soins de ce ministre, à la sollicitation de l'intendant de la province, un volume d'eau de la source réservée qui l'alimente régulièrement aujourd'hui.

6° Les eaux salines de Brides dont la température est de 56° centigrades.

Elles sont minéralisées comme celles de l'Echaillon, et paraissent avoir la même provenance; ces deux sources d'eaux salines sourdent presque en ligne directe sur les deux versants d'un massif de montagnes à roches liasique et anthraxifère, qui séparent les deux localités de Brides et de l'Echaillon.

Les eaux de Brides ont été connues du temps des Romains; le hameau où elles sourdent s'appelle de temps immémorial les *Bains*, et cependant ce n'est que depuis 1822 qu'il y fut construit un établissement qui put justifier ce nom. On y a découvert enfouies des médailles romaines portant inscription des bains établis dans cette localité. Une révolution géologique inconnue dans le sol ou l'abandon des établissements romains à la sape des Barbares et à la faux du temps, fit perdre la source thermale que l'énorme débordement d'un torrent, en effondrant le sol, mit à découvert en 1848. Les thermes appartiennent à la province de Tarentaise qui les afferme; ils sont situés dans un gracieux vallon entouré de bois, de vignes, et dominé par de fort belles montagnes, à quatre kilomètres de Salins et du chef-lieu de la province d'où un service de voitures s'établit pendant la saison des eaux. La proximité de Salins et de Brides du chef-lieu de la province, donne à ces thermes un prix local que rehausse la valeur thérapeutique de leurs eaux. [1]

Viennent ensuite, dans l'ordre du degré de température, les eaux sulfureuses, sulfhydriquées, sulfhydratées et alcalines de la Caille, marquant 28° thermométriques, l'air ambiant marquant 16 à 18° centigrades. Le principe de sulfuration de ces eaux est dû, d'une part, à l'acide sufhydrique libre et d'une autre, au sulfure de calcium qui y figure pour 8 milligrammes par 1,000 grammes d'eau. Elles sont de plus alcalisées par les bi-carbonates sodique, kalique, calcique et magnésien; elles contiennent aussi une certaine quantité de chlorures et de silicates terreux, et d'acides silicique et carbo-

---

[1] Il y aurait lieu de placer ici la note concernant les eaux thermales de Bonneval qui jaillissent au hameau de ce nom, près du torrent des Chapieux, à 6 kilomètres Est du Bourg - Saint - Maurice et de Séez, localités très fréquentées à cause du passage du Petit-Saint-Bernard. Elles ont la température de 36° centigrades; elles sont très abondantes. Bien qu'elles soient connues de temps immémorial, elles n'ont jamais eu jusqu'ici qu'une utilisation locale. Le propriétaire de ces eaux y a fait établir une vingtaine de baignoires et une piscine. Elles n'ont encore été l'objet d'aucun travail chimique; elles dégagent une odeur d'acide sulfhydrique, et leur dépôt, produit par évaporation spontanée, leur indique, en plus, une nature saline et ferrugineuse. Elles sourdent des mêmes terrains que les eaux de Saint-Gervais, et elles en ont très probablement la composition élémentaire; seulement, comme l'émergence de la source thermale de Bonneval se fait à une élévation assez considérable dans le massif de montagnes au bas desquelles sourdent les eaux de Saint-Gervais, elles ont une température inférieure à ces dernières. La vallée de Bonneval offre des sites sauvages et pittoresques bien appréciés des touristes; elle aboutit à Saint-Gervais, Sallanches et Chamonix, par le col du Bonhomme; à Courmayeur, par le col de la Seigne et l'Allée-Blanche, et dans la belle vallée de Beaufort, par le féérique vallon du Roselain.

★

nique libres. Je cite la présence de l'acide silicique et carbonique parce qu'elle rend compte d'une particularité intéressante des eaux de la Caille, qui les rapproche de certaines eaux sulfureuses fort estimées des Pyrénées, en particulier de quelques-unes des eaux de Bagnères-de-Luchon. Elles *blanchissent* au bain en passant par les nuances *bleuâtre* et *verdâtre*; il se produit alors un dégagement de gaz sulfhydrique, du polysulfure calcique et du soufre précipité dans un état de ténuité qui donne à cet agent une valeur thérapeutique bien appréciée ; elles deviennent en même temps fort excitantes dans le premier cas et lénitives dans le second.

Ces faits de transformation des principes de sulfuration sont dus naturellement aux influences décomposantes des éléments minéralisateurs existant simultanément dans les eaux, influences activées par le concours de l'oxygène atmosphérique. Dans les bains sulfureux artificiels que le médecin veut activer, il prescrit d'y mêler ou du vinaigre ou un autre acide qui opère une mobilisation tumultueuse de l'agent sulfureux ; dans les eaux sulfureuses de la Caille, la nature même des eaux produit habilement, sans sauts, cet artifice thérapeutique.

Une main généreuse a su utiliser, au moyen d'un habile aménagement, les eaux de la Caille pour un établissement thermal, dans un site d'une nature sauvage, et a pu trouver, dans ce lieu ingrat, assez de ressources pour y semer des charmes naturels toujours recherchés comme complément de l'utile usage des eaux.

Du milieu du beau pont suspendu de la Caille, qui domine de 200 mètres de hauteur les thermes encaissés dans une large anfractuosité de rochers traversée par le torrent des Usses, on jouit de l'aspect d'une gracieuse oasis autour des bains, contrastant immédiatement avec l'horreur d'un abîme alpestre.

Enfin, pour terminer la série de nos eaux thermales, viennent les eaux sulfureuses, sulfhydratées, salines, du Petit-Bornand, marquant 20° thermométriques, à la température

ambiante, et les eaux sulfureuses, sulfhydriquées, sulfhydratées, alcalines, de Bromines et de Menthon, ne marquant
que 18° thermométriques, mais dont de beaux restes de con-
structions de thermes romains, que des fouilles récentes y
ont fait découvrir, attestent qu'elles ont dû avoir ancienne-
ment les conditions propres à un service thermal. Les eaux
de ces trois dernières localités, pour cette circonstance
archéologique et malgré l'insuffisance de leur température
actuelle, ont été comprises dans la catégorie des eaux thermales. Il est à présumer que des travaux ultérieurs et habilement conduits parviendront à faire retrouver une température première qui se perd peut-être égarée dans des sinuosités
souterraines, par un mélange d'eau étrangère, et donneront
par là à ces intéressantes eaux, qui nous arrivent maintenant
accidentellement affaiblies, leur degré thermal.

Il y a, en plus, pour l'une de ces eaux une particularité
intéressante qu'il sera peut-être bon de faire remarquer. Le
nom des eaux de Bromines ne semble-t-il point venir du mot
grec BRÔMOS, *puanteur*, ou BRÔMOÏDES, *fétide*, épithète très
probablement donnée à cette source particulièrement sulfureuse, par la population policée et lettrée qui vint ancienne-
ment habiter nos contrées réduites en province romaine? Ces
eaux furent remarquées sans doute par une odeur hépatique
plus prononcée qu'aujourd'hui, et durent recevoir un nom
caractéristique qu'aucune autre source sulfureuse, connue
aussi alors en deçà des Alpes, n'eut l'avantage de partager.

Je ne sais quel charme s'attache aux souvenirs du nom
romain, que des vestiges épars sur le sol de notre Savoie
viennent sans cesse évoquer ; il y a plus que de la véné-
ration pour la mémoire d'un peuple célèbre, il y a encore la
leçon de son génie dans ces débris, il y a cet enseignement
utile qu'il fut un peuple grand, parce qu'il sut conquérir et
embellir ses conquêtes, parce qu'il sut tout à la fois vaincre,
observer et fonder.

Au deuxième rang du casier sont disposées les eaux sulfureuses froides, au nombre de huit.

Ce sont : 1° les eaux sulfureuses, sulfhydratées, alcalines, iodurées et brômurées de Challes, qui jouissent de la réputation la plus méritée sous le double rapport de leur minérali-sation et de leur haute valeur thérapeutique, car ce sont les plus riches eaux minérales connues pour la sulfuration et l'ioduration. Elles sont un véritable phénomène par la forte proportion de leur principe sulfureux. L'analyse de M. Ossian Henry, faite en juillet 1842, accuse par 1,000 grammes d'eau de Challes 50 centigrammes de sulfure de sodium sec, soit 92 centigrammes de sulfure sodique hydraté (sulfhydrate de soude), proportion qui dépasse considérablement celle trouvée dans les remarquables eaux sulfureuses des Pyrénées, les plus douées en sulfure de sodium.

Une captation nouvelle d'un des filets d'eau qui alimentent la source de Challes, amène maintenant une eau plus riche encore, qui donne un dosage chimique de 55 centigrammes de sulfure sodique sec par 1,000 grammes d'eau. [1]

Cette évaluation est prise par précipitation, elle correspond exactement à 180° du sulfhydromètre de Dupasquier, qui marque à l'eau de Challes jusqu'à 186° sulfhydrométriques. Un litre d'eau de Challes absorbe maintenant 1,829 d'iode, d'où il résulte une abondante précipitation de soufre blanc qui transforme l'eau en véritable lait de soufre hydriodaté. [2]

Il ne peut guère se trouver d'expressions pour caractériser la richesse des eaux de Challes, quand on les compare aux

[1] L'accroissement en sulfure de sodium survenu dans la source de Challes, vient de ce que les eaux ont été, par des travaux récents, aménagées avec grands soins. Depuis la communication de ce rapport, j'ai fait une nouvelle vérification de dosage chimique du sulfure de sodium, à la source même, qui a été évalué à 559 milligrammes par 1,000 grammes d'eau. La vérification a été répétée pendant et après d'abondantes pluies : le résultat s'est trouvé constant.

[2] La thérapeutique pourra tirer de ces faits une utilisation nouvelle de l'eau de Challes pour les tempéraments lymphatiques qui, par suite d'une idiosyncrasie, supporteraient difficilement l'impression du soufre à l'état de sulfide hydrique, et dans les cas particuliers de diathèse scro-

autres eaux sulfureuses naturelles connues. La disproportion
qui existe entre elles et ces dernières est si frappante, qu'elle
étonne ceux qui'sont familiarisés avec la connaissance du titre
de sulfuration ordinaire des eaux sulfureuses pyrénéennes
qu'on avait placées jusqu'ici au premier rang, à raison de
leur minéralisation par un sulfure alcalin. On est si habitué
à ne voir que des titres sulfhydrométriques entre 4° et 24°, dé-
marquant le *minimum* et le *maximum* de sulfuration observés
dans ces eaux, qu'on doit s'étonner sans peine quand on
représente le titre moyen de sulfuration des eaux de Challes,
préalablement désalcalisées, à 180°. On en douterait même à la
relation, si le chimiste ne venait attester la richesse prodigieuse des eaux de Challes en sulfure sodique, la balance à
la main, et préciser la différence entre ces dernières et les
eaux sulfureuses pyrénéennes les plus renommées, dans ces
proportions :

Les eaux de Bonnes aux eaux de Challes sont comme 1 à 30
—   Cauterets   —   —   1 à 22
—   Barréges   —   —   1 à 16
—   Labassère   —   —   1 à 12
—   Luchon (Reine) —   —   1 à 11
—   Cadéac   —   —   1 à 7

Malgré leur haut degré de sulfuration, les eaux de Challes
sont très bien supportées par l'estomac; ce qui tient à la par-
faite neutralité du sulfure de sodium et sans doute aussi à leur

fuleuse où la médication devra être surtout iodurée. Par cet artifice
thérapeutique, on introduirait un peu plus de 2 grammes d'iodure de
sodium dans un litre d'eau de Challes, par suite de la transformation
du sulfure sodique en iodure.

On voit par les chiffres ci-dessus qu'il existe une légère différence
dans la proportion de sulfure sodique des eaux évaluée par dosage chimique et par le sulfhydromètre de Dupasquier; elle tient peut-être à la
présence des alcalis qui absorbent un peu d'iode. Cependant, je dois faire
observer qu'il ne se manifeste pas de dégagement d'acide carbonique du
carbonate alcalin pendant l'épreuve sulfhydrométrique; une épreuve
récente me l'a confirmé.

minéralisation alcaline, laquelle dispose, au sein de l'économie, une prompte combustion du sulfure sodique en le
transformant en hyposulfite et en sulfate, formes sous les-
quelles il est ensuite charrié dans la circulation.

L'élément de sulfuration des eaux de Challes est dû simplement au monosulfure de sodium; elles ne donnent point de
dégagement immédiat d'acide sulfhydrique, aussi elles sont
dépourvues d'odeur hépatique prises à la source. Elles sont
limpides, incolores et douées d'une amertume caractéristique
du sulfhydrate de soude. Elles ne tiennent pas en solution du
gaz acide carbonique, ni de l'acide silicique libre, ni de
l'oxygène, ce qui les maintient dans une condition fort avan-
tageuse de conservation chimique et ce qui garantit au soufre
ou à l'acide sulfhydrique combiné la plus grande stabilité
possible d'une combinaison autrement si instable. Elles sont
aussi alcalisées par le carbonate et par le silicate sodique;
elles sont, de plus, chlorurées et considérablement iodurées
et brômurées. C'est bien là une minéralisation privilégiée,
et nous devons à notre honoré collègue, M. le docteur Domenget, des félicitations sur la découverte de cette source précieuse, à laquelle son nom est désormais attaché, et sur ses
efforts persévérants qui ont amené ces eaux bienfaisantes aux
meilleures conditions minéralogiques pour le plus grand
bénéfice de l'humanité. [1]

Une circonstance qui ajoute à l'utilité des eaux de Challes

---

[1] Les eaux sourdent immédiatement d'un banc de roc, affleurant le
sol, à calcaire marneux, bitumineux, appartenant à l'oxford-clay. Elles
sont reçues dans plusieurs réservoirs creusés dans le roc même, et, par
luxe de précaution contre toute infiltration étrangère, les parois ont été
murées en briques enduites de ciment hydraulique de Grenoble. Le
déversement des eaux dans les réservoirs successifs, comme pour le débit
et l'embouteillage, a lieu au moyen de tubes de verre, sans secousse,
sans jet, à l'abri de toute aération. Rien n'a été négligé par le docteur
Domenget pour assurer la protection de ces eaux précieuses, dont des
observations cliniques nombreuses ont mentionné l'efficacité dans une
foule de cas.

et les rend particulièrement exploitables, c'est leur facile accès, c'est leur proximité du chemin de fer actuellement en construction qui les met à une très faible distance d'Aix et de Chambéry. On a calculé qu'en mélangeant une faible quantité des eaux fortement sulfhydratées de Challes aux eaux simplement sulfhydriquées d'Aix, pour le service des bains, on rendrait celles-ci dans les meilleures conditions des eaux des Pyrénées les plus actives. A ce compte, 6 à 8 litres d'eau de Challes versés dans un bain d'eau de soufre d'Aix, le rendraient aussi sulfureux qu'un bain de la plus sulfureuse des eaux de Bagnères-de-Luchon. L'avantage de se procurer aisément des eaux de Challes, au gré des indications médicales, pour des besoins spéciaux de concentration sulfureuse dans les bains d'eaux d'Aix, et d'une manière naturelle, acquerra encore à ces dernières un autre prix. De même, ce sera un moyen d'utiliser largement, dans le service externe, les eaux de Challes jusqu'ici plus spécialement employées en boisson.

2° Les eaux sulfureuses sulfhydratées de Cruet, dont M. le docteur Dubouloz a essayé l'emploi thérapeutique avec succès, et dont la minéralisation se rapproche beaucoup de celle des eaux de Challes. Leur élément de sulfuration est pareillement le monosulfure de sodium. Elles contiennent une quantité notable d'hyposulfite de soude et une plus grande quantité de sulfate de soude très probablement formés au détriment du sulfure de sodium primitif, par suite d'une oxygénation atmosphérique. Elles contiennent aussi de l'iode et du brôme en combinaison et du bi-carbonate sodique et ferro-manganique. Il faut ici remarquer que ces eaux ne sont point encore aménagées et s'écoulent libres à l'air, sans protection aucune. Elles sourdent à une hauteur escarpée du mont Charvet, qui est une propriété de la commune de Cruet; leur abandon et leur accès abrupte enlèvent beaucoup de prix au mérite réel de ces eaux.

3° Les eaux sulfureuses sulfhydriquées, sulfhydratées de Marlioz, à un kilomètre d'Aix. Leur élément de sulfuration, d'après l'analyse de M. Bonjean, est dû au sulfure sodique et à l'acide sulfhydrique libre. Elles sont alcalines, terreuses ; elles contiennent aussi du brôme et de l'iode en combinaison, mais en moins forte proportion que les deux eaux qui précèdent. Ces eaux sont placées très favorablement près des thermes d'Aix, d'où les malades peuvent facilement s'y transporter pour en user fraîchement à la source soigneusement abritée, en jouissant en plus du gain d'une gracieuse promenade.

4° Les eaux sulfureuses, sulfhydriquées, sulfhydratées et alcalines de Chamonix. Leur élément de sulfuration, suivant l'analyse de M. A Morin, est dû à l'acide sulfhydrique libre et au sulfure de calcium qui y figure pour 27 milligrammes par 1,000 grammes d'eau. Elles sont de plus alcalisées par les bi-carbonates sodique, kalique, calcique et magnésien ; elles contiennent aussi du manganèse et du fer à l'état de bi-carbonate. Ces eaux sont très abondantes ; elles sont utilisées en boisson et même en bains, à l'aide d'un procédé de caléfaction qui les porte à la température de 26 à 28° centigrades, température suffisante pour le service, et qui ne peut déranger notablement la minéralisation importante des eaux. Elles jaillissent près d'un des énormes glaciers du Mont-Blanc, à un kilomètre du bourg de Chamonix, dans cette remarquable vallée où de nombreux voyageurs se rendent chaque année pour visiter les majestueuses beautés du géant des Alpes.

5° et 6° Les eaux sulfureuses, sulfhydriquées, sulfhydratées et salines de la Golaise et de Suandaz, qui sourdent dans une position élevée sur les deux revers de la montagne située au nord-est de Samoëns, à roche néocomienne. Elles réunissent la minéralisation propre des eaux sulfureuses et celle des eaux salines. Les eaux de la Golaise, particulièrement douées d'une forte minéralisation, ont été, dans le commencement de ce siècle, l'objet d'une exploitation lucrative à Paris. Aujourd'hui, elles ne sont utilisées que localement, comme celles de Suandaz. Comme pour beaucoup d'autres, le prix de ces eaux intéressantes se trouve diminué à raison de leur position élevée.

7° Les eaux sulfureuses, sufhydriquées et alcalines de Lorney, dont nous devons la connaissance à notre collègue, M. le docteur Descostes, de Rumilly. Elles sourdent du grès calcaire (miocène), sur assise de terrain néocomien, au pied du versant Est de la montagne Saint-André, dans une position fort agréable, d'où la vue plonge dans la spacieuse et riante vallée du Chéran. Leur minéralisation, en principe sulfureux, bien que digne de remarque, ne saurait point encore être appréciée maintenant; elle augmentera certainement d'intérêt quand un travail intelligent de captation et d'aménagement aura soustrait aux injures de l'air ces eaux utiles, aujourd'hui égarées à la surface du sol dans le gravier d'un torrent.

8° Enfin, viennent les eaux sulfureuses de la Boisserette, à Saint-Jeoire, que bien des circonstances tendent à faire assimiler à la nature privilégiée des eaux de Challes, dont elles sont à faible distance. Elles sourdent de terrains identiques à environ 150 mètres plus haut, sur un revers de la même montagne à calcaire marneux, bitumineux, appartenant à l'oxford-clay, formation jurassique qui constitue la base des montagnes du bassin de Chambéry. Quand des travaux habilement conduits auront fait écarter l'infiltration des eaux étrangères, qui affluent maintenant à la source minérale de la Boisserette, nous compterons une nouvelle eau sulfureuse utilisée.

Je n'ai pas besoin de faire remarquer à la Société que toutes ces eaux sulfureuses froides ont un cachet d'importance particulier. La thérapeutique les utilise très fréquemment, et leur minéralisation sulfureuse par un sulfure soluble neutre, dépourvu de toute simultanéité d'éléments décomposants, leur garantissant une bonne conservation chimique, permet de les employer à distance et de les exporter au loin pour les besoins spéciaux d'un traitement médical. De même elles peuvent supporter, sans décomposition, un certain degré de chaleur artificielle pour le service externe, comme cela se pratique pour les eaux sulfureuses froides d'Uriage, Allevard, Enghien et Chamonix. Les eaux de Challes, entre toutes, si heureusement minéralisées qu'elles peuvent supporter une

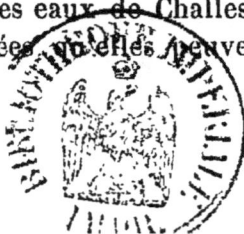

chaleur artificielle de 75° centigrades, sans déperdition de principes utiles, sont aptes à recevoir toutes les applications d'un service thermal.

Au troisième rang sont disposées, par ordre d'importance prise au point de vue de la minéralisation et d'une valeur thérapeutique, les eaux alcalines simples et les eaux alcalines ferrugineuses acidules. Tous les échantillons réunis sont au nombre de dix, dont trois d'eaux spécialement alcalines et sept d'eaux ferrugineuses.

Parmi les eaux minérales alcalines spéciales de la Savoie, figurent les eaux de Coëse, qui sont les plus alcalines de la collection, et dont la minéralisation remarquable leur assure une réputation thérapeutique toute particulière. Elles tiennent en solution, outre une quantité notable de bi-carbonate de soude, qui entre pour 800 milligrammes par 1,000 grammes d'eau, du bi-carbonate de potasse et surtout du bi-carbonate ammonique, fait unique jusqu'ici constaté dans les annales d'hydrologie minérale. Elles tiennent, dans un état curieux de combinaison, du gaz proto-carbure d'hydrogène et de la glairine, et en plus un iodure alcalin, à la dose d'un 10e de grain par litre, qui leur communique, à la longue, l'odeur safranée de l'iode. Elles sourdent d'un dépôt d'alluvion ancienne, reposant sur le terrain liasique qui aboutit non loin de là aux roches talqueuses et granitiques de la ligne des grandes Alpes, dans un joli vallon bien boisé et agréablement accidenté, près de la haute colline de Coëse, sur la rive gauche de l'Isère, d'où la vue embrasse la belle vallée du Graisivaudan, de Conflans à Grenoble. Nous devons la restauration et la popularisation de ces eaux, déjà depuis longtemps connues, mais seulement appréciées localement, à M. le docteur Dubouloz, qui a fait les plus louables efforts et même des sacrifices pour les tirer de l'oubli.

Viennent après, les eaux alcalines d'Evian, minéralisées par les bi-carbonates sodique, kalique, calcique et magnésien, dont la réputation est faite depuis plus de soixante ans, comme anti-calculeuses et apéritives. Ces eaux ont l'appui des hommes de l'art les plus expérimentés, et, de plus, la faveur singulière de sourdre sur les bords enchanteurs du lac Léman, dans un des plus beaux sites de l'Europe, particulièment aimé des voyageurs.

Viennent ensuite, les eaux alcalines magnésiennes de St-Simon, près d'Aix, minéralisées par les bi-carbonates de chaux et de magnésie et par les sulfates de soude et de potasse à dose diurétique. Elles jaillisent d'un terrain d'alluvion, de nature marneuse compacte, entremêlé de blocs granitiques transportés sur l'assise du néocomien qui compose les roches des montagnes de Grésy, d'Aix et de Saint-Innocent, dans un des plus jolis sites du magnifique bassin d'Aix. Le propriétaire, M. Raphy, n'a rien négligé pour les aménager et pour les mettre dans les meilleures conditions d'un service thérapeutique, dans une localité si importante par l'affluence des malades aux thermes d'Aix, d'où elles ne sont distantes que de 1,200 mètres. Un savant professeur de Milan, M. de Kramer, en a fait une analyse soignée. La mort, qui enleva bientôt après ce chimiste distingué, me fait rappeler ici que ce fut par ce travail qu'elle lui fit terminer prématurément sa carrière scientifique.

Les eaux alcalines, ferrugineuses, à acide carbonique combiné et libre, au nombre de sept.

Les eaux spécialement ferrugineuses, bien qu'en apparence elles n'aient qu'une importance secondaire, à cause de la multiplicité de cette sorte d'eaux minérales, n'en sont pas moins dignes d'une mention particulière. Elles sont, pour la plupart, spécifiquement aussi alcalisées que les eaux alcalines légères, par des bi-carbonates alcalins et terreux; elles contiennent des chlorures et des sulfates alcalins à dose diurétique; l'acide carbonique combiné et libre les rend parfaitement digestives. Ajoutons-y le fer *proto-ferré* dissous par l'acide carbonique ou combiné à la matière organique des eaux qui en facilite l'assimilation au sein de l'économie. L'analyse chimique n'a pas encore dit son dernier mot sur la minéralisation des eaux ferrugineuses, et la pratique médicale ignore peut-être toutes les

ressources qu'elle peut tirer de leur emploi comme agent mo-
dificateur et anti-herpétique. Depuis quelques années, beaucoup d'entre elles ont été reconnues comme contenant un des
plus héroïques agents thérapeutiques, l'acide arsénieux en
combinaison alcaline et organique. Cette découverte intéressante, que des raisons chimiques disposent à généraliser, fait
comprendre les eaux ferrugineuses dans un ordre important.

Les eaux ferrugineuses acidules de la collection sont celles
d'Amphion, près d'Evian, de la Boisse, à Chambéry, de Planchamp et d'Albens, près de Rumilly, de Mathonay, près de
Samoëns, des Eaux-Rouges, à Sixt, et de Saint-Simon, près
d'Aix.

Les eaux d'Amphion ont une célébrité analogue à celle des
eaux de Forges, en Normandie, depuis l'usage qu'en ont fait
des membres de la famille royale de Savoie, et que la chroni-
que locale a enregistré avec soin. Les eaux de la Boisse, à
Chambéry, livrées à l'usage public, ont une réputation
populaire comme apéritives, et les eaux de Planchamp et
d'Albens sont recherchées par les matrones du pays comme
emménagogues, et par les calculeux et les buveurs exténués
comme lithontriptiques et diurétiques.

La Commission n'a pu représenter que sept échantillons
d'eaux minérales ferrugineuses, bien que le nombre, en Savoie, n'en soit pas si limité ; mais elle a jugé convenable de ne
signaler que celles qui ont été l'objet d'un travail chimique,
et qui, en plus, ont l'appui d'un certain crédit en valeur thérapeutique.

C'est là, Messieurs et honorés collègues, une glorieuse énu-
mération de nos richesses en hydrologie minérale. Dans la
circonscription si resserrée de notre pays, la nature a répandu
des sources remarquables ou par leur température ou par
leur minéralisation, véritables divinités qui semblent être là,
d'une part, pour distribuer des bienfaits à l'humanité, et d'une
autre, pour rendre des oracles sur les merveilleuses combi-
naisons de la chimie minéralogique dans les profondeurs du
sol, et même sur la constitution intime de certaines forma-

tions géologiques. On dirait, de plus, par la prodigieuse variété de ces eaux qui nous offrent la réunion de la plupart des éléments de la nature minérale, que le sol de la Savoie est le *microcosmos* de la minéralogie.

La géognosie des eaux minérales, encore pleine d'obscurité, pourra sans doute offrir quelque intérêt et se démêler dans les collections hydrologiques faites avec soin, par le rapprochement de leur minéralisation en principes solubles et transportés, et de la constitution géologique des localités. Peut-être aussi des rapprochements inattendus, faits dans cette direction d'études géologiques, pourront jeter quelque lumière dans les discussions pendantes des géologues, et serviront à une plus simple classification des terrains qui couvrent les innombrables générations d'un monde organique enseveli, et dont les étages ont marqué les anciennes périodes de la vie sur la terre. La chimie, après avoir fait le compte des éléments minéralisateurs contenus dans ces eaux, qui nous arrivent des profondeurs souterraines, diversement salines et sulfureuses, qui ont inégalement subi l'impression de l'agent thermique, après avoir reconnu la nature minérale des diverses roches, nous dira bien les différences ou les concordances de la nature minérale de ces eaux avec celle de roches, et alors le gisement calculé de leur minéralisation. La mystérieuse prédominance des sels à base de soude dans ces eaux et dans les dépôts salés et natreux, à l'exclusion des sels à base de potasse, tandis que tant de roches à base de potasse côtoient les roches à base de soude, semble indiquer un gisement de minéralisation placé ailleurs que dans ces roches, à moins d'admettre, dans les eaux minérales, un ecclectisme vital comme dans les animaux rayonnés qui soutirent le calcaire, et rien que le calcaire, du milieu des dissolutions salines des eaux de la mer. La géognosie des eaux minérales peut donc devenir un sujet d'études importantes. C'est tout aussi bien à ce point d'études élevées qu'à celui non moins intéressant de la thérapeutique que la Société a tourné ses vues dans cette précieuse collection hydrologique. Elle a voulu compter le nombre de ces sources bienfaisantes qui se rendent si recommandables à l'humanité et à la science, les classer dans leur ordre de minéralisation, et après avoir examiné leurs titres de mérite représentés par le soufre, par l'iode, par les alcalis, par les sels les plus variés, elle les a jugées dignes d'aller prendre place dans ce panthéon des arts que la capitale du monde civilisé va ouvrir aux productions de l'univers entier.

Conception bienheureuse, en effet! quel pays plus favorisé que le nôtre, non pas tant sous le rapport du nombre que sous celui de la variété des eaux minérales? Nous avons un établissement thermal de premier ordre, où deux sources fournissent d'abondantes eaux, et dont la température est heureusement appropriée à tous les services spéciaux, vaporarium, douches, bains. Auprès de ces eaux célèbres, dont des incrustations vénérables du génie romain rappellent l'antique usage, dont le temps a consacré les bienfaits, on voit se rendre, de toutes parts, de nombreux visiteurs; autour de ces thermes d'Aix, transformés désormais, comme le disait notre illustre docteur Daquin, en temple d'Esculape, se trouvent à portée toutes les spécialités en eaux minérales. De là, il n'y a qu'un pas à Challes, à Coëse, à Salins, à Brides, à l'Echaillon; la thérapeutique des eaux se trouve servie à souhait dans nos contrées. La Société a donc été bien inspirée en votant la collection des eaux minérales de la Savoie pour en faire une exhibition synoptique. Elle aura, par là, bien servi et la science et le pays.

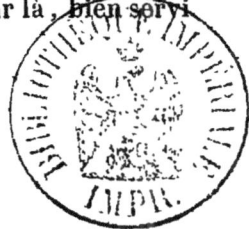

Dans sa séance du 2 février 1855, la Société médicale de Chambéry a entendu avec le plus vif intérêt la lecture du Mémoire de M. Calloud, l'un de ses membres, sur les eaux minérales de la Savoie. Elle en vote à l'unanimité l'impression et adresse de sincères remercîments à son auteur.

La Société saisit cette circonstance pour remercier aussi la Chambre royale d'Agriculture et de Commerce de Chambéry, du généreux concours qu'elle lui a prêté pour réunir cette collection et favoriser ainsi son envoi à l'Exposition universelle.

Chambéry, le 15 avril 1855.

Le Président, **E.-N. REVEL, D. M.,**

Médecin de S. M. et de la famille royale, professeur de médecine, chevalier de l'ordre des Ss. Maurice et Lazare, membre de l'Académie royale de Savoie, correspondant de l'Académie royale de médecine de Turin, etc., etc.

Le Vice-Président, **C. MOLLARD, Doct. Méd.,**

Médecin de l'Hôtel-Dieu, chevalier de l'ordre des Ss. Maurice et Lazare.

Le Trésorier, **Doct. GOTTELAND, V.**

Conservateur du Vaccin pour le duché de Savoie.

Le Secrétaire-Archiviste, **Doct. BESSON,**

Chirurgien en chef de la Maternité et de la Charité, professeur d'Anatomie.

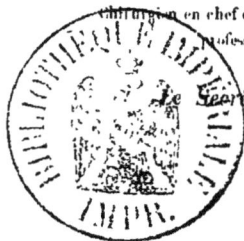

Le Secrétaire, **Dr MICHAUD.**

www.ingramcontent.com/pod-product-compliance
Lightning Source LLC
Chambersburg PA
CBHW060511200326
41520CB00017B/4992